LES

EAUX THERMALES

DE

BONNEVAL-LES-BAINS

Au pied du Petit-Saint-Bernard

ET

LES STATIONS DE MONTAGNES

DE LA VALLÉE DE LA HAUTE-ISÈRE

PAR

C. C. EMPEREUR

DOCTEUR EN MÉDECINE

Lauréat de la Faculté de Médecine de Paris (1876)
et de l'Académie de Médecine (1884 et 1885)
Médecin inspecteur de la Protection des enfants du 1er âge
Membre du Conseil d'hygiène de l'arrondissement
Médecin des épidémies
Membre de l'Association des Médecins de France
et du Club Alpin Français

OFFICIER D'ACADÉMIE

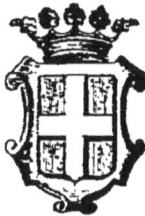

F. DUCLOZ, LIBRAIRE-ÉDITEUR

| MOUTIERS | BRIDES-LES-BAINS |
| Grande-Rue et rue Cardinal | Avenue de la Source |

1886

LES EAUX THERMALES

DE

BONNEVAL-LES-BAINS

⌁⊗⌁

LES

EAUX THERMALES

DE

BONNEVAL-LES-BAINS

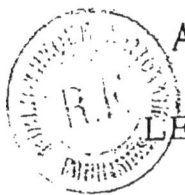

Au pied du Petit-Saint-Bernard

ET

LES STATIONS DE MONTAGNES

DE LA VALLÉE DE LA HAUTE-ISÈRE

PAR

C.-C. EMPEREUR

Docteur en Medecine

Lauréat de la Faculté de Médecine de Paris (1876)
et de l'Académie de Médecine (1884 et 1885)
Médecin inspecteur de la Protection des enfants du 1er âge
Membre du Conseil d'hygiéne de l'arrondissement
Médecin des épidémies
Membre de l'Association des Médecins de France
et du Club Alpin Français

Officier d'Academie

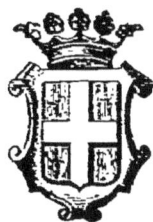

F. DUCLOZ, LIBRAIRE-ÉDITEUR

MOUTIERS	BRIDES-LES-BAINS
Grande-Rue et rue Cardinal	Avenue de la Source

1886

LES EAUX THERMALES

DE

BONNEVAL-LES-BAINS

—⟨∞⟩—

1ʳ Historique

En Savoie, au pied du Petit-Saint-Bernard, à 1084 mètres d'altitude, est situé un petit village que l'on a désigné sous le nom gracieux de Bonneval. Il appartient à la commune de Bourg-Saint-Maurice, de l'arrondissement de Moûtiers. C'est là que jaillit une source d'eau thermale dont la renommée remonte bien loin dans l'histoire.

Une inscription gravée sur une pierre que l'on voit scellée dans le mur, à la porte d'entrée de la maison de M. le docteur Martin, à Bourg-Saint-Maurice, fait allusion à l'existence d'un établissement thermal qui aurait été détruit par une grande inondation, et rétabli ensuite par les soins de l'empereur Lucius Aurelius Verus, vers l'an 168 de l'ère chrétienne.

En 1711, des officiers français furent autorisés à passer quelques jours aux bains de Bonneval ; une lettre que le sieur Cléaz adressait au syndic de l'endroit nous a conservé ce détail (1).

---

(1) *Notice sur les eaux thermales de Bonneval-les-Bains*, par l'abbé Tremey.
Notice sur les eaux thermales de Bonneval, par le docteur Laissus.

Depuis bien longtemps ces thermes sont un lieu
de rendez-vous pour les malades de la région, qui
vont y chercher un soulagement à leurs douleurs
rhumatismales, la guérison de quelques affections
cutanées, ou une modification à des altérations du
sang, aux chloroses et aux anémies que ces eaux
ont, d'une façon spéciale, la propriété de corriger.

Le cercle de leur clientèle s'étend chaque année,
ce ne sont plus seulement les gens de la vallée
qui les fréquentent, de nombreux étrangers se
plaisent à venir y passer quelques semaines dans
l'été, quand l'atmosphère des plaines devient suffo-
cante par l'intensité des chaleurs.

Les propriétés thérapeutiques des bains de Bonneval ne sont donc plus à faire connaître, elles
sont connues ; elles sont démontrées par l'expérience personnelle des malades, qui seule a suffi
pendant longtemps pour en faire apprécier la va-
leur. Leur analyse chimique n'a été faite pour la
première fois que vers 1860, par M. Calloud qui, en
1855, lors de l'Exposition universelle de Paris,
avait déjà pris soin d'en faire une longue relation
dans son rapport sur les sources minérales de la
Savoie. Il s'exprimait ainsi dans ce travail :

« Les eaux thermales de Bonneval jaillissent au
hameau de ce nom, près du torrent des Chapieux,
à six kilomètres du Bourg-Saint-Maurice et de
Séez, localités très fréquentées à cause du passage
du Petit-Saint-Bernard. Elles ont une température
de 36° centigrades ; elles sont très abondantes.
Bien qu'elles soient connues de temps immémorial,

elles n'ont jamais eu jusqu'ici qu'une utilisation locale. Elles n'ont encore été l'objet d'aucun travail chimique ; elles dégagent une odeur d'acide sulfhydrique, et leur dépôt, produit par évaporation spontanée, leur indique en plus une nature saline et ferrugineuse.

La vallée de Bonneval offre des sites sauvages et pittoresques bien appréciés des touristes ; elle aboutit à Saint-Gervais, Sallanches et Chamounix par le col du Bonhomme ; à Courmayeur (Italie) par le col de la Seigne et l'Allée-Blanche, et dans la belle vallée de Beaufort par le féerique vallon de Roselend. »

2ᵉ Propriétés chimiques et propriétés physiques des eaux de Bonneval

Plus tard, M. Calloud fit l'analyse des eaux de Bonneval et constata qu'elles contenaient, par litre, les principes minéraux suivants :

Gaz divers	Oxygène.......... Azote............ Acide carbonique .	quantité indéterm.
Bicarbonate de chaux.................		0.163ᵐ
Sulfate de.	chaux........... soude............ magnésie	1.019 0.315
Chlorure de sodium		0.100
Silice, oxyde de fer..................		0.027
Arsenic, matières organiques		traces sensibles

Nous avons recherché nous-même la présence de l'arsenic et celle de l'acide sulfhydrique. Nous

nous sommes servi de l'appareil de Marsh pour la recherche de l'acide arsénieux dans le dépôt ocreux du réservoir principal ; le sulfhydromètre Dupasquier nous a permis de doser l'acide sulfhydrique.

Nous avons constaté ainsi que les résidus de l'évaporation de l'eau renfermaient une notable proportion d'arsenic, et que l'eau tenait en suspension un poids d'acide sulfhydrique égal à $0^{gr} 004^m$. Celles d'Aix-les-Bains n'en contiennent que 0,0033 et celles d'Acqui que 0,0035.

Nous pouvons, dès lors, affirmer que les eaux de Bonneval sont *sulfurées calciques, chlorurées, gazeuses, ferrugineuses, siliceuses, arsénicales.*

Le principe sulfuré dont l'action prédominante fait classer toute eau qui le contient en quantité notable dans la famille des eaux *minérales sulfurées*, doit aussi nous faire classer celles de Bonneval dans cette même famille. Toutefois, nous ne devons pas oublier qu'elles possèdent aussi des principes chlorurés, gazeux, ferrugineux, siliceux, arsénicaux, dont chacun contribue à leur donner des propriétés spéciales que l'on ne rencontre pas dans les sources congénères.

Elles rougissent le papier de tournesol ; cette réaction acide est due à la présence des deux gaz carbonique et sulfhydrique.

Elles sont très limpides, claires comme de l'eau de roche.

Bues chaudes, elles ont une odeur sulfureuse et une saveur de soufre et de fer, mais plutôt atramentaire, qui produit une sensation styptique ou astringente sur la muqueuse buccale ; mélangées froides avec le vin aux repas, elles prennent un goût rafraichissant et *constituent une boisson très agréable qui active l'appétit et favorise la digestion.*

La source est très forte, elle débite plus d'un million de litres par jour, ce *qui permet de prendre des bains à eau courante.*

3. Thermalité

Les eaux sulfurées calciques sont pour la plupart froides ou presque froides, celles de Bonneval sont chaudes, leur température est de 35°, 2 centigrades dans la première baignoire, et de 35°, 1 dans la dernière ; nous l'avons vérifiée au moyen d'un thermomètre à mercure qui nous sert à prendre la température chez les malades, et dont nous sommes sûr, nous l'avons laissé plusieurs heures dans l'eau jusqu'à ce que le niveau du mercure restât stationnaire.

Le thermomètre à alcool de l'Etablissement, placé en même temps dans l'eau, a marqué 38°, mais nous croyons que la thermalité vraie est de 35°, 2, nous l'avons prise au mois de juillet et au mois de novembre 1882, et chaque fois nous l'avons trouvée identique, bien que le thermomètre à mercure ne fût pas le même.

On dit qu'anciennement l'eau avait une température de 38°, nous ne le nions pas, car les exemples d'eaux minérales à thermalité variable ne sont pas rares, mais il est possible aussi que l'on ait

obtenu des données fausses avec des thermomètres
défectueux.

Quoiqu'il en soit, une thermalité de 35° centigrades constitue une thermalité élevée; les bains thérapeutiques en général ne doivent pas avoir une
température supérieure à 34° ou à 35°; ce n'est que
dans certains cas de rhumatismes chroniques très
atoniques et presque indolores que l'on peut recourir sans crainte à des thermalités plus élevées.

Les eaux de Bonneval sont moins chaudes que
celles à si grande renommée d'Aix et d'Acqui, qui
sont aussi des sulfurées calciques, mais elles sont
plus sulfurées et contiennent plus de principes minéraux que leurs deux illustres sœurs; elles com-
portent des applications thérapeutiques qui ne
conviendraient pas à celles-ci et réciproquement.

4° Géologie et minéralisation

La source sort sur la rive gauche du torrent des
Chapieux, au bas de la vallée du même nom. La
composition des roches voisines est celle du terrain
Jurassique, couches du Lias; ce sont des grès, des
marnes et des calcaires superposés, stratéfiés, en-
tremêlés à *facies* cristallophyllien qui donnent au
paysage un aspect sauvage, imposant et sévère.

La paroi qui se dresse sur la droite du torrent
est formée principalement par des grès argileux et
par des calcaires; sur la face opposée de cette paroi qui regarde Bourg-Saint-Maurice est creusé

le bassin de l'Arbonne, on y a découvert des gisements de sel gemme, de fer, d'anthracite, de sulfate de chaux. Le terrain carbonifère et le Trias se rencontrent ici avec le terrain Jurassique. La composition des eaux dénonce celle du sol et permet même d'indiquer la direction qu'elles suivent dans le sein de la terre avant de jaillir à la lumière.

On s'est demandé plusieurs fois si la source venait du côté droit ou du côté gauche de la vallée en prenant la direction du torrent pour ligne de démarcation. Il nous paraît à peu près certain qu'elle vient de la rive droite, qu'elle passe sous le lit du torrent pour venir sourdre sur la rive gauche.

C'est, en effet, sur la colline de droite que se trouvent les dépôts de sel gemme, les mines de fer, les carrières de gypse et d'anthracite ; or, voici comment nous comprendrions la formation de cette source d'eau thermale à puissante minéralisation :

Les eaux provenant des pluies et de la fonte des neiges s'infiltrent à travers les failles, les fentes et les crevasses de la montagne ; sur leur chemin, elles rencontrent du sel gemme, du gypse, des pyrites de fer, des arsénites, des tourbes, de l'anthracite, des calcaires ; elles prennent à chacun de ces terrains des principes minéraux, du chlorure de sodium, du sulfate de chaux, de l'oxyde de fer, de l'arsenic, du carbonate de chaux, etc. Les matières organiques que renferment l'anthracite et la tourbe sont attaquées par le sulfate de chaux qui, avec leur carbone et leur hydrogène, forme de l'acide carbonique et de l'eau, pendant qu'il se transforme lui-même en sulfure de calcium; à son tour, l'acide carbonique décompose le sulfure de calcium pour former du carbonate de chaux, tandis que le soufre, mis en liberté, s'unit à l'hydrogène d. s matières organiques ou à celui de l'eau pour donner naissance à de l'hydrogène sulfuré.

D'un autre côté, les pyrites de fer ou sulfures de fer sont attaquées par l'acide carbonique et fournissent un dégagement d'acide sulfhydrique pendant qu'elles passent à l'état de carbonate de fer.

Ces échanges et ces transformations se passent au sein de la terre, à des profondeurs que l'on peut presque calculer mathématiquement.

En effet, si l'on tient compte de cette donnée expérimentale vérifiée au puits de Grenelle, à Paris, que la température du sol, à partir de 30 mètres ou 40 mètres en profondeur, croit de 1° par 30 mètres, on trouve que le parcours en ligne perpendiculaire que feraient les eaux de Bonneval dans l'épaisseur de la couche terrestre serait de 1080 à 1090 mètres, leur thermalité étant de 35°. Or, l'altitude de Bonneval est de 1084 mètres ; les eaux traverseraient donc toute la distance qui sépare ce village du niveau de la mer. Toutefois, nous ne croyons pas qu'il faille ainsi résoudre la question ; les eaux de Bonneval auraient la même température, si, au lieu d'arriver des profondeurs du sol, elles venaient simplement du centre d'un massif élevé et que la couche de terre qui les sé parerait du point culminant de ce massif eût environ une hauteur de 1080 mètres.

Les travaux que l'on a exécutés pour le percement du Mont-Cenis et du Saint-Gothard ont, en effet, permis de constater que, dans l'intérieur de ces montagnes, le thermomètre marque autant de degrés qu'il y a de fois 30 mètres depuis le point d'observation jusqu'au point de la montagne directement superposé. Il est donc possible que les eaux de Bonneval prennent leur origine au centre du massif qui supporte l'aiguille du Rognai, dont l'élévation est de 3,000 mètres. Les gisements de fer, d'anthracite, de plâtre, de sel gemme y affleurent à des altitudes diverses, depuis 800 mètres jusqu'à 1800 mètres d'élévation ; les couches qui séparent à ces divers niveaux le point central de la montagne de son point culminant sont précisément assez hautes pour donner aux eaux qui les traverseraient une température de 35° à 38° centigrades. C'est pourquoi nous trouvons logique de placer l'origine première de cette source thermale dans la partie centrale du massif sur lequel se dresse le Rognai ; et, si la source venait tout à coup à se perdre, c'est dans cette direction, c'est à dire vers la rive droite du torrent des Chapieux que nous proposerions d'aller à sa recherche.

Les eaux de Bonneval sont *gazeuses* ; elles renferment de l'acide sulfhydrique, de l'oxygène, de l'azote et surtout de l'acide carbonique, qu'elles dégagent en assez grande quantité. On peut s'en convaincre en puisant de l'eau, ou bien en prenant un bain, à peine est-on plongé dans l'eau que l'on voit de petites bulles blanches se fixer comme de petites perles au léger duvet qui recouvre la surface du corps.

L'acide carbonique provient ici de deux sources : le bicarbonate de calcium au contact de l'air dégage de l'acide carbonique et devient carbonate neutre, c'est le même que l'on a trouvé dans les incrustations calcaires qui s'étaient formées sur d'anciennes baignoires en bois ; il y était mélangé en proportions variables avec du sesquioxyde de fer. Celui-ci résulte de la décomposition du bicarbonate ferreux que ces eaux contiennent aussi ; au contact de l'air, ce sel abandonne une partie de son gaz carbonique et devient sesquioxyde de fer hydraté, c'est lui qui formait les couches de couleur ocreuse de ces mêmes incrustations.

On a remarqué, en effet, que celles-ci ne présentaient pas une teinte uniforme dans toute leur épaisseur, mais des couleurs variées qui se superposaient régulièrement. Cette succession de couches différentes peut s'expliquer par l'inégalité de minéralisation que ces eaux auraient présentée d'une année à l'autre, contenant une année beaucoup plus de sels terreux que de sels de fer et réciproquement. Mais la chose nous parait bien étrange. Si l'on admettait cette explication, il faudrait reconnaitre que la minéralisation de ces eaux subit périodiquement des changements profonds et alternatifs, caractérisés une année par l'absence de sels terreux et l'année suivante par l'absence de sels ferriques.

Une pareille transformation, s'opérant à un degré aussi élevé que celui qu'indiquait la différence de coloration des couches sédimentaires, ne manquerait pas de modifier jusqu'à la saveur des eaux, qui seraient plus salées une année que l'autre et qui, de temps en temps, auraient aussi un goût styptique plus prononcé.

Il n'en est rien, cependant; jamais on ne s'est aperçu que la saveur des eaux se fût modifiée. Aussi pensons-nous qu'il est plus logique d'expliquer cette variété de couleurs par la différence de densité qui existe entre les sels terreux et les sels ferriques; ceux-là sont plus légers, ils se superposent à ceux-ci à mesure que l'évaporation les condense sur les parois des baignoires.

En résumé, *ces eaux à réaction acide, chaudes, sulfurées à base calcique,* qui contiennent en même temps des *principes gazeux, ferrugineux, chlorurés, arsénicaux, siliceux* et des *matières organiques, ne sont pas des eaux indifférentes;* elles possèdent des propriétés à elles spéciales et très actives, qui rendent leur emploi utile ou nuisible dans plusieurs maladies de l'organisme humain.

Mais, avant de traiter des cas pathologiques où leur usage peut exercer une influence salutaire ou fâcheuse, et afin d'en faciliter la connaissance, nous allons brièvement exposer le mode d'action des eaux minérales sur l'économie, puis, comme déduction nécessaire, nous indiquerons le rôle physiologique que peuvent remplir les eaux de Bonneval par leurs divers agents de minéralisation et par leur thermalité.

----×o×----

ACTION DES EAUX MINÉRALES EN GÉNÉRAL

L'usage des eaux minérales constitue une puissante médication, qui a le pouvoir d'exercer son influence sur tout l'organisme, en même temps qu'elle peut concentrer son action sur certains points et de là rayonner sur le reste de l'économie.

Tout se tient, en effet, dans le fonctionnement de nos organes ; si une pièce est défectueuse, si son jeu est irrégulier, tout le mécanisme est dérangé, l'on ne peut toucher à l'une des parties sans impressionner le tout ; une simple maladie de la peau, provoquée physiquement par le rayonnement de la chaleur solaire, retentit sur l'être tout entier ; il survient à sa suite de l'embarras gastrique, la température du corps s'élève, le pouls s'accélère, les centres nerveux eux-mêmes sont touchés, il y a de la céphalalgie.

Mais c'est surtout une action générale que l'on cherche à exercer dans un organisme par l'usage des eaux minérales.

La médecine n'est pas seulement un art qui consiste à appliquer, de la façon la plus agréable, le remède le plus approprié à la constitution ou au tempérament d'un sujet dans un cas particulier, elle est aussi et doit être avant tout une science qui étudie les maladies dans leurs causes et qui, sur la connaissance qu'elle en acquiert, trace les lois dont l'observance exacte peut nous préserver de leurs atteintes, ou nous fournir les moyens de nous en délivrer.

Il faut avouer que cette science est encore bien élémentaire.

C'est que les difficultés sont grandes, il n'y a pas seulement un nombre infini de maladies, il y a plus encore une variété infinie de malades pour la même maladie ; de même que, dans le monde, nous ne rencontrons pas deux hommes qui se ressemblent tout à fait, bien que tous aient les traits caractéristiques de l'être humain, de même aussi nous n'observons pas, parmi tous les individus atteints d'une même affection, deux malades qui présentent identiquement les mêmes symptômes ; chacun réagit à sa manière ou suivant sa constitution contre le mal qui le frappe, comme chacun fait une impression différente sur notre rétine.

Néanmoins, une observation attentive a fait reconnaitre aux médecins, dans cette variété infinie de malades, certaines ressemblances qui leur ont permis d'établir des types généraux dont se rapprochent les divers cas particuliers. Ils ont remarqué que les sujets exerçaient sur le monde extérieur en temps de santé et sur eux-mêmes en

temps de maladie, des réactions qui variaient suivant que l'influence de tel ou de tel système anatomique prédominait dans leur organisme. Ils ont
alors reconnu divers tempéraments : le nerveux,
le sanguin, le lymphatique. Ainsi, le mot tempérament signifie manière dont un être sent les im-
pressions du dehors et manière dont il réagit
contre elles; en d'autres termes, le tempérament
c'est le mode suivant lequel s'exerce la vie. Le
médecin ne doit jamais manquer de l'étudier, quand
il aborde un malade, s'il veut être un renfort utile
pour la force vitale qui est aux prises avec la mort
dans la personne qui se confie à ses soins.

Mais, de même qu'il y a des types dans l'infinité
des modes suivant lesquels s'exerce la vie, il y a
aussi des types dans l'infinité des procédés que la
mort emploie pour détruire un organisme, on a
donné à ceux-ci le nom de diathèses. La diathèse
est donc la disposition morbide d'un être organisé.

Cette disposition se manifeste par une variété
indéterminable d'états maladifs, qui se montrent
dans tel ou dans tel organe, suivant les influences
multiples de constitution héréditaire ou acquise,
de milieu ou de régime. Il y a la diathèse arthri-
tique, la diathèse goutteuse, la diathèse herpétique, la diathèse tuberculeuse, la diathèse scrofu-
leuse, la diathèse adipeuse ou pléthorique, la
diathèse syphilitique, etc., etc.; chacune d'elles
détermine dans les divers tissus, comme dans les
divers viscères, des lésions plus ou moins graves
et plus ou moins nombreuses, que l'on ne peut

bien traiter que si l'on en connait la cause première où la diathèse, aussi bien que la manière
d'être individuelle du sujet ou sa constitution, sa
force de réaction ou son tempérament, ainsi que
toutes les causes indirectes de milieu, de régime,
d'habitude, d'hérédité.

Ces diathèses peuvent exister isolées ou bien
elles sont combinées sur une même personne, elles
sont innées, ou bien elles sont acquises; il suffit
d'en lire la nomenclature pour s'en convaincre.
Un homme parfaitement sain, sans prédisposition
naturelle, peut devenir tuberculeux, rhumatisant
ou tout autre chose, si des causes extérieures vi-
cient ces principes histogénétiques; la bonne chère
et l'inaction favorisent ensemble l'obésité, déve-
loppent la goutte, comme les privations et les
excès de tous genres préparent le terrain du tu-
bercule.

Mais, il existe heureusement une contre-partie;
des agents se rencontrent aussi qui sont capables
de corriger les imperfections diathésiques, surtout
quand elles n'ont pas commencé avec la vie, mais
qu'elles sont survenues avec le temps. C'est en
modifiant alors la manière d'être des éléments moléculaires des viscères et les principes constituants
des humeurs que nous parvenons parfois à effacer
chez un sujet maladif la cause morbigène et à
donner de nouveau libre carrière à l'expansion de
sa force vitale.

La pharmaceutique est le plus souvent impuis-
sante à opérer cette transformation. Elle a plus de

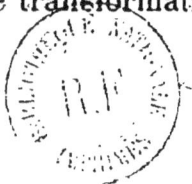

prise sur les manifestations particulières des diathèses que sur les diathèses elles-mêmes. C'est à
elle que nous devons nous adresser pour lutter,
par exemple, contre l'attaque d'un rhumatisme
aigu, contre la fluxion articulaire, contre la douleur, contre les complications viscérales diverses,
péricardite, pseumonie, pleurésie, etc., etc., que
cette maladie entraine souvent avec elle, mais la
pharmaceutique ne nous fournit pas les armes né-
cessaires pour aller attaquer la maladie dans ses
derniers retranchements, dans son for intérieur,
en un mot, dans sa diathèse.

C'est que les médicaments exercent avant tout
sur l'économie une action restreinte et spéciale,
plutôt qu'une influence générale, qu'ils sont peu
propres à modifier les mouvements nutritifs des
éléments anatomiques et encore moins leurs affinités chimiques. Il y a bien des médicaments,
comme le fer, le quinquina, le mercure, l'arsenic,
l'iodure de potassium, etc., qui possèdent des propriétés générales, qui peuvent intervenir puissamment dans les échanges chimiques de la nutrition,
et opérer ainsi des transformations *totius substan-
tiæ* dans les particules constituántes, mais ils n'ont
chacun qu'une seule manière d'agir, ils ne peuvent
attaquer le mal que dans un sens, au lieu de le
poursuivre dans tous les replis du terrain où il
s'est installé.

Le fer active la nutrition générale en communi-
quant aux globules sanguins un pouvoir d'absorp-

tion plus grand pour l'oxygène, il guérit ainsi certaines anémies et certaines chloroses.

Le mercure diminue la plasticité du sang vicié par le virus syphilitique.

L'iodure de potassium liquéfie la matière glycogène (1), communique au liquide sanguin plus de fluidité, favorise ainsi la résorption des néoplasmes. Il agit contre le virus syphilitique à un moment où le mercure n'a plus action sur celui-ci, mais il ne saurait réparer à lui seul la cachexie générale que la diathèse détermine à la troisième période de son évolution chez un sujet contaminé. Le médecin, pour lutter contre l'influence pernicieuse que la maladie exerce alors sur l'économie, est obligé de s'adresser à une médication générale qui, par la multiplicité de son action, puisse saisir la diathèse dans les mille formes qu'elle revêt, et l'atteindre dans les mille places fortes qu'elle est capable d'élever dans un organisme, comme pour échapper aux poursuites de la stratégie thérapeutique.

Cette médication, aux propriétés si actives et si variées nous est fournie par la nature dans les eaux minérales ; eaux précieuses, qui sont plus qu'un médicament qui sont presque un aliment, composé des principes minéraux qui entrent dans la constitution de nos tissus, aussi a-t-on pu les appeler, à juste titre, le lait qui coule des mamelles de la terre.

---

(1) Gubler, *Commentaires thérapeutiques.*

Mais, expliquer comment et pourquoi ces eaux ont action sur l'économie, n'est pas chose facile ; néanmoins, on peut essayer quelques théories sur des faits bien démontrés. En rapprochant de la nomenclature des sources thermales la liste des affections qui sont susceptibles d'y être traitées, on reconnaît qu'une eau minérale a des propriétés d'autant plus puissantes qu'elle contient en plus grande proportion l'élément chimique qui prédomine dans la composition de nos tissus ou de nos humeurs. Des exemples feront mieux ressortir la vérité de ce principe que nous établissons.

Les eaux dont la minéralisation est à base sodique, sont plus actives que celles à base de chaux. C'est que les sels de soude sont les plus répandus dans l'organisme, ceux qui s'y rencontrent à plus haute dose, dans les globules rouges comme dans le serum sanguin, comme aussi dans les produits des sécrétions biliaires et pancréatiques. Ce sont elles qui modifient le plus heureusement les dyscrasies sanguines, qui favorisent avec le plus de puissance la nutrition générale, qui activent avec le plus de force les fonctions du foie, qui corrigent avec les meilleurs résultats le défaut d'assimilation des éléments ternaires et quaternaires, des matières sucrées, des matières albuminoïdes et qui peuvent ainsi exercer la plus salutaire influence sur les diabétiques, sur les obèses et sur les dyspeptiques.

Les eaux chlorurées sodiques sont les plus puissantes de toutes pour résoudre les engorgements ganglionnaires dans la scrofule. C'est que le chlorure de sodium est le sel qui prédomine de beaucoup sur tous les autres dans la composition de la lymphe, (0,412 %)(1).

Contre les maladies cutanées, contre les catarrhes bronchiques qui sont considérés comme les manifestations de la diathèse herpétique, il n'y a pas d'eaux qui aient des propriétés curatives plus énergiques que les eaux sulfurées. On le conçoit, si l'on tient compte de ce fait que les tissus épidermiques et épithéliaux sont ceux qui possèdent le plus de soufre, ce métalloïde s'y rencontre dans la proportion de 3 %, tandis qu'il n'existe presque pas dans les autres tissus.

La substance nerveuse renferme des sels phosphatiques en quantité; quand sa nutrition est ralentie et que sa constitution est altérée, comme dans les myélites chroniques, dans les scléroses névralgiques et paralytiques, c'est à l'usage des eaux à acide phosphorique ou à sels phosphatiques qu'il faut recourir, comme à celles de Balaruc, de Bourbon-Lancy, de Néris, de Bourbonne, de Dax, etc., pour soulager les malades atteints de ces affections.

Comme aussi, c'est aux eaux ferrugineuses que l'on doit envoyer la plupart des anémiques et des chlorotiques, qui ont besoin de fer pour réparer leurs globules sanguins. Ces principes minéraux, sels de soude, sulfure, phosphate, fer, etc.,

---

(1) Schutzemberger. *Chimie physiologique.*

sollicitent par leur présence des affinités chimiques qui ne sauraient plus se produire sans leur intervention. Si la nutrition, par exemple, est défectueuse dans les tissus épidermiques ou épithéliaux d'un herpétique, ce sont les principes sulfurés d'une eau thermale mis en contact avec les tissus malades qui provoquent chez ceux-ci un réveil des mouvements nutritifs, qui modifient la composition des cellules et leur font reprendre leur pouvoir d'assimilation et de désassimilation qu'elles avaient perdu ou qui s'était dépravé sous l'influence de la maladie. Pour regagner ce pouvoir, il a fallu à ces cellules la présence d'un corps d'attraction élective qui a sollicité leurs propriétés absorbantes, comme un mets excite l'appétit d'un dyspeptique quand il est à son goût.

La chimie nous offre un grand nombre d'exemples où l'intervention d'un tiers développe des affinités nouvelles. Ainsi, l'oxyde noir de cuivre est indécomposable par la chaleur seule, mais si on le chauffe après l'avoir mélangé à du charbon, il se décompose en cuivre et en oxygène qui s'unit au carbone pour former de l'acide carbonique.

Ce sont des mouvements identiques que les eaux minérales semblent provoquer dans l'économie.

Le principe actif qui est absorbé est mis en contact, par le liquide sanguin, avec les molécules organiques, il sollicite l'élimination des matières excrémentitielles et provoque la combinaison des particules alimentaires avec les atomes de ces mêmes molécules, de sorte que leur composition peut se renouveler et se modifier sous les efforts d'une nutrition plus active, à la condition, toutefois, que leurs cellules ne soient pas altérées dans leur intimité, mais qu'elles soient capables encore d'être restaurées par une nutrition réparatrice, car, dans le cas contraire, la médication thermale sera plus nuisible qu'utile, l'excitation qu'elle ne manque pas de provoquer hâte la déchéance de l'organisme qui n'est plus susceptible d'être régénéré.

Oui, c'est au sein de l'économie, c'est dans l'intimité des tissus que les eaux minérales exercent leur action salutaire, c'est là qu'elles vont atteindre la diathèse, réparer ses ravages ou la réduire à l'impuissance quand elles ne peuvent pas tout à fait l'expulser de ses retranchements.

On ne saurait imaginer une médication plus puissante, car il n'est pas possible à l'homme d'imiter la nature et de réunir en un tout autant de conditions favorables, autant de propriétés diverses, autant de vertus spéciales. Non seulement elle se compose d'un principe actif, dont l'action est prédominante, comme le soufre, le fer, le sodium, etc., mais elle renferme encore une foule d'autres principes dont les actions secondaires s'ajoutant, viennent renforcer encore celle des premiers : ce sont des gaz, ce sont des sels de diverses espèces, ce sont des métalloïdes, des métaux, c'est l'iode, le brome, l'arsenic, le manganèse, le lithium, etc. ; c'est la thermalité ; ce sont les matières organiques, c'est la glairine ; c'est, d'un autre côté, le paysage, ses ombrages, sa fraîcheur, son silence, son air pur et vivifiant; c'est, en un mot, une foule innombrable d'agents thérapeutiques que la nature, dans sa munificence, a réunis dans quelques vallons fortunés, où l'homme caduc, dégénéré, vient retremper ses forces aux sources de la vie, comme dans un nouvel Éden.

ACTION PHYSIOLOGIQUE DES EAUX DE BONNEVAL

Les eaux de Bonneval ont une action puissante, non pas contre toutes les diathèses, mais contre quelques-unes d'entre elles qu'il sera facile de déterminer quand nous aurons exposé le rôle physiologique que remplissent dans l'économie leurs principes minéraux divers.

Les eaux de Bonneval sont sulfurées calciques, c'est là leur caractère dominant; elles sont donc reconstituantes, substitutives et légèrement altérantes comme toutes les sulfurées (1).

Le baigneur ressent, au bout de quelques jours, une excitation générale qui se traduit à la fois par des phénomènes vitaux et par des phénomènes morbides. La vie reçoit chez lui comme un coup de fouet qui lui imprime plus de vigueur. L'allure générale devient alerte, l'appétit s'accroit, les mou-

---

(1) Durand-Fardel, *(Traité des eaux minérales).*

vements de la nutrition s'accélèrent, les fonctions
cutanées et rénales prennent de l'entrain, qui se
traduit au dehors par des urines plus abondantes
et par une perspiration plus sensible.

Mais, en même temps que l'organisme tout entier précipite son mouvement, les affections morbides qui paraissaient sommeiller se réveillent plus
redoutables que jamais, les douleurs rhumatismales, les névralgies deviennent plus aiguës, l'inflammation des téguments externes, des muqueuses, celle des organes et des tissus profonds qui
était presque éteinte, se ranime, la fièvre thermale
s'allume, provoque des malaises généraux qui
troublent le repos du malade, l'inquiètent, l'agi-
tent, aggravent sa situation et compromettent parfois jusqu'à son existence. Cette secousse générale,
qui met en branle tout ce qu'il y a de bien et de
mal dans le fonctionnement des organes peut donc
déterminer un acheminement vers la mort aussi
bien qu'un retour à la santé, c'est au médecin à
diriger le mouvement.

A cause de l'excitation générale qu'elles déterminent, les eaux sulfurées sont nuisibles aux tempéraments nerveux et aux tempéraments sanguins,
elles sont contre-indiquées dans les cas de névralgies aiguës, comme dans les cas où il y a tendance
à congestion cérébrale. Les tempéraments lymphatiques et les constitutions affaiblies leur con-
viennent avant tout, cependant l'observation clinique a fait reconnaitre que les eaux à bases calciques sont moins excitantes que les eaux riches

en sels de soude. Les eaux de Bonneval, qui ont
surtout le calcium pour base de leur minéralisation, trouvent donc leur emploi dans les cas assez
fréquents où le lymphatisme est uni au nervosisme, comme dans un certain nombre de rhumatismes, d'anémies et de chloroses.

L'action substitutive des eaux sulfurées est en
raison directe de leur stimulant. En excitant la
nutrition générale, elles précipitent les échanges
moléculaires qui se passent dans l'intimité des
tissus et des organes, elles déterminent ainsi des
perturbations dans le contenu des cellules qui provoquent de nouvelles réactions, et obligent l'assimilation et la désassimilation à diriger dans un
sens favorable à la santé les mouvements qu'elles
exécutaient du côté de la maladie.

Leurs propriétés altérantes sont peu énergiques,
elles exercent une action plus superficielle que profonde ; elles guérissent le rhumatisme qui n'a pas
encore déterminé des modifications essentielles
dans les tissus articulaires et périarticulaires, mais
si les cartilages, si les ligaments, si les tendons,
si les muscles ont subi quelques dégénérescences
cartilagineuses calcaires, graisseuses, s'ils sont
rétractés par la perte de leur élasticité, ce ne sont
pas les eaux sulfureuses qui pourront leur faire
recouvrer leurs qualités natives, leur onctuosité
et leur souplesse. Les eaux chlorurées sodiques
seront dans ces cas d'un emploi plus utile. Toutefois, les eaux sulfureuses agissent comme altérantes dans les affections de la peau et des muqueu-

ses qui dérivent de l'herpétisme ou du lymphatisme. Nous savons que le soufre est un des principes constituant des tissus épidermiques et épithéliaux, mis en contact avec eux, il réveille par
le fait seul de sa présence des affinités nouvelles
qui modifient la constitution intime de leurs cellules, corrigent leurs vices de nutrition et rétablit le
cours normal de leurs fonctions. Il est ainsi le
correctif de l'herpétisme superficiel comme il est
celui de la scrofule superficielle ou muqueuse. Il
agit alors comme altérant direct et comme excitant
général ou substitutif.

Ce sont ces mêmes propriétés que l'on retrouve
dans les eaux de Bonneval, avec des variantes que
nous expliquerons bientôt. Nous avons dit que ces
eaux étaient fortement gazeuses ; la présence de
l'acide carbonique les rend digestives et permet
au médecin de les prescrire utilement en boisson.
Ce gaz, introduit en solution aqueuse dans l'estomac
y produit des effets rafraichissants et désaltérants,
en même temps qu'il excite les sécrétions glan-
dulaires de la muqueuse gastrique, et qu'il insen-
sibilise les nerfs et modère les contractions de la
tunique musculaire. Il s'élimine ensuite par les
poumons et par les reins dont il active les excré-
tions ; après son ingestion, les urines augmentent
de quantité, c'est un diurétique. Mis en contact
avec la peau il produit de légers picotements qui
sont plus prompts et plus vifs si la surface cutanée
est dénudée et s'il y a une plaie. Mais bientôt cette
sensation plus ou moins douloureuse cesse et fait

place à de l'analgésie. Les observations de De-
marquay, de Leconte, les expériences de Paul
Bert, ont en effet démontré l'action anesthésiante
de ce gaz sur les nerfs et sur les muscles.

Il tend à calmer les douleurs réveillées par l'excitation générale que produit le principe sulfureux
et rend possible l'emploi des eaux de Bonneval
dans le rhumatisme musculaire et dans quelques
cas de nervosisme auxquelles il ne serait pas possible de les appliquer si elles ne tenaient pas en
dissolution ce corps analgésiant.

Parce que ces eaux contiennent des sels de soude
et de magnésie, on a écrit qu'elles produisaient
des effets laxatifs; c'est une erreur; car si l'on in-
terroge les personnes qui en boivent et qui constituent alors pour ainsi dire le réactif humain à
côté du réactif chimique, utiles tous deux pour
déceler les propriétés thérapeuthiques d'une source
thermale, toutes ou presque toutes répondent que
les eaux les constipent ou au moins qu'elles ne leur
produisent aucun effet laxatif.

Cette action astringente doit être attribuée à la
faible quantité du principe purgatif qu'elles renferment et aussi à la présence des *sels de fer* et de
calcium qu'elles contiennent en abondance. Suivant les expériences de Rabuteau, le carbonate et
le sesquioxyde de fer sont transformés dans l'estomac en protochlorure de fer par l'action de l'acide
chlorhydrique du suc gastrique et rendu ainsi
absorbable; la partie non transformée passe dans
l'intestin où elle détermine de la constipation, ra-

rement de la diarrhée ; ce n'est qu'en exerçant
une influence nuisible et pathologique que les
eaux de Bonneval produisent ce dernier effet, car
elles agissent alors comme corps étranger, elles
irritent la muqueuse intestinale par indigestion.

Le rôle que joue le fer dans l'économie est des
plus importants, ce métal est surtout utile aux
anémiques et aux chlorotiques. Les premières
manquent de globules rouges, les secondes ont
des globules rouges qui ont perdu en partie la
propriété d'absorber de l'oxygène par une altéra-
tion encore indéterminée de l'hémoglobine. Le fer
entre dans la composition de cette substance qui
représente la plus forte partie des principes fixes du
globule sanguin, il ne se trouve que là, nulle part
ailleurs on ne saurait le découvrir, il parait donc
indispensable à la formation du globule rouge qui
reçoit de lui son pouvoir absorbant pour l'oxygène,
pouvoir qui n'est pas toujours égal, tant s'en faut ;
Paul Bert a observé, en effet, que tel sang qui contient un même nombre de globules que tel autre
absorbe cependant moins d'oxygène que celui-ci ;
c'est ce pouvoir absorbant que le fer raffermit
dans les globules dont il est en quelque sorte le
nutriment; plus vite et plus simplement il leur
parvient plus volontiers, en quelque sorte ils se
l'assimilent; que s'ils font défaut dans le sang,
c'est encore le fer qui sollicite l'agrégation des
principes immédiats qui doivent les constituer.
Introduit dans l'économie à l'état de solution naturelle, comme il se rencontre dans les eaux miné-

rales, le fer est plus actif que s'il est absorbé à l'état de combinaison tel que le renferment les aliments. Dans le premier cas, il pénètre presque aussitôt après son ingestion dans le torrent circulatoire où il rencontre les globules sanguins qui se l'incorporent, tandis que dans le second cas il n'est absorbé que lorsque la digestion a dédoublé les matières alimentaires, qu'elle en a isolé les divers éléments constitutifs et qu'elle les a rendus assimilables à la suite d'une série de réactions chimiques opérés dans les voies digestives par les sucs gastro-intestinaux.

Cette action que le fer exerce sur les globules rouges rend les oxydations plus actives, réchauffe l'économie, excite la nutrition générale et contribue ainsi puissamment à faire des eaux ferrugineuses comme celles de Bonneval des *eaux reconstituantes pour les organismes affaiblis.*

D'autres principes minéraux communiquent aux eaux de Bonneval des propriétés non moins remarquables, le *bicarbonate de chaux* est de ce nombre. Ce sel est soluble, en cette qualité il peut passer directement dans le sang, mais il se décompose très vite en acide carbonique et en carbonate de chaux qui est insoluble. Celui-ci, mis en présence de l'acide chlorhydrique du suc gastrique, se transforme en chlorure de calcium, qui est soluble et immédiatement absorbable ; la portion de carbonate de chaux qui n'est pas transformée chemine le long du tube digestif, où elle agit comme corps absorbant pour déterminer la constipation.

Le chlorure de calcium, introduit dans le torrent circulatoire, rencontre des phosphates terreux de sodium, de magnésium, de potassium ; il se fait un échange entre les acides de ces sels qui donne lieu à la formation de chlorure de sodium et de magnésium, mais surtout de phosphate de calcium, si utile et même indispensable à la constitution des os ; aussi les eaux de Bonneval conviennent-elles si *bien en boisson aux femmes enceintes et aux personnes rachitiques* ; les premières ont besoin de sels phosphatiques pour fournir à l'organisation du tissu osseux de l'être qu'elles portent dans leur sein ; les secondes en ont besoin pour consolider leur charpente, qui manque de sels terreux.

Le *chlorure de sodium* ainsi formé par le dédoublement du chlorure de calcium, s'ajoute à celui qui est déjà contenu naturellement dans ces eaux. Il a pour propriété de favoriser la conservation du globule sanguin, de rendre par conséquent le sang plus rutilant et d'activer ainsi les oxydations.

Très facilement absorbable en petite quantité le sel marin augmente la densité du sang ; il dessèche les muqueuses buccale, gastrique, intestinale en dirigeant les courants osmotiques de leurs liquides vers le torrent circulatoire ; il favorise ainsi la constipation et provoque la soif, aussi est-il considéré par le vulgaire comme échauffant. Ingéré à haute dose, il n'est absorbé qu'en partie, le reste séjourne dans l'intestin, où il accroit la densité des sucs et devient laxatif comme à Salins-

Moûtiers ; mais la faible dose qu'en contiennent
les eaux de Bonneval produit l'effet contraire. —
Les chlorures de sodium et de calcium ont encore
une propriété précieuse, celle d'activer l'excrétion
urinaire, d'accroître ainsi l'élimination de l'urée et
des matières extractives et, par conséquent, de
dépurer le sang ; c'est à la présence de ces sels
que les eaux de Bonneval doivent une bonne partie de leurs propriétés diurétiques et de leurs vertus curatives.

Elles sont *plus diurétiques encore* quand elles
sont prises aux repas avec le vin, ce qui s'explique
par la transformation que subit alors leur sulfate
de chaux. En effet, ce sel forme, avec le bitartrate
de potasse contenu dans le vin, et surtout dans le
vin blanc, du sulfate de potasse, sel diurétique,
et du tartrate de chaux ; ce dernier se transforme
dans l'organisme en bicarbonate de chaux, comme
font tous les tartrates ; puis, à son tour, le bicarbonate de chaux se transforme en chlorure de calcium, dont nous avons déjà expliqué l'action, et en
acide carbonique. Le sulfate de potasse, le chlorure de calcium, le chlorure de sodium et l'acide
carbonique favorisent tous la diurèse, aussi les
eaux de Bonneval sont-elles *diurétiques* et conviennent-elles dans plusieurs cas de coliques né-
phrétiques et même de lithiases biliaires. — La
silice et les *silicates* qu'elles contiennent leur communiquent en plus des propriétés *antizymotiques*,
qui rendent leur emploi utile dans certains catarrhes de la vessie, où l'urine devenant très vite

ammoniacale, irrite la muqueuse vésicale et contribue à entretenir chez elle une inflammation chronique (1).

Les eaux chlorurées sodiques et les chlorurées calciques sont altérantes de la scrofule et résolutives; elles modifient profondément le fonctionnement des organes lymphatiques et dissolvent les empâtements périarticulaires; celles de Bonneval ont cette propriété, mais à un degré moins élevé que les eaux de Salins-Moûtiers. Le principe chloruré ajoute ici son action au principe sulfuré et rend les eaux de Bonneval utiles non seulement dans la scrofule muqueuse, mais encore dans la scrofule ganglionnaire quand l'engorgement lymphatique ne se manifeste encore que par de petites tumeurs; c'est ainsi qu'elles parviennent à résoudre *les petites écrouelles,* qui sont fréquentes chez les jeunes gens de la montagne et qu'elles résolvent les goîtres naissants.

L'*arsenic* seconde aussi l'action du soufre sur l'économie: comme lui, il excite le système nerveux et donne en quelque sorte du nerf au sujet qui en fait usage; comme lui encore il s'élimine par les glandules cutanées et bronchiques, dont il active les sécrétions, il est donc capable aussi de modifier les catarrhes des bronches et les affections de la peau.

Mais il produit sur les globules sanguins des effets opposés à ceux que font naitre le chlorure

---

(1) Rabuteau, *Éléments de thérapeutique.*

de sodium et le fer ; il réduit l'hémoglobine et
tend à empêcher l'adhérence de l'oxygène aux
corpuscules sanguins, il entrave les oxydations,
ralentit les combustions et calme la fièvre, il peut
ainsi s'opposer à ce que l'excitation générale que
déterminent les eaux de Bonneval ne provoque
trop facilement la fièvre thermale ; il agit alors
dans le sens du calcium, de l'acide carbonique et
de la glairine et contribue à rendre très suppor-
table et, par conséquent, très utile la prolongation
de la durée des bains. C'est là une circonstance
bien favorable, car l'on conçoit facilement qu'une
eau minérale doive exercer une action d'autant
plus puissante et d'autant plus profonde sur un
organisme, qu'elle le tient plus longtemps sous
son influence.

Après avoir passé en revue les divers principes
minéraux que renferment les eaux de Bonneval,
nous résumerons les propriétés physiologiques
de ces eaux en disant que :

1° *Sulfurées*, elles sont excitantes, reconstituantes, substitutives et altérantes de la scrofule
et de l'herpétisme superficiels ;

2° *Ferrugineuses et arsénicales*, elles sont reconstituantes et toniques pour les anémiques, les
chlorotiques et en général pour tous les tempéraments surmenés ou affaiblis.

3° *Chlorurées*, à un certain degré, elles sont
excitantes et résolutives de la scrofule et du
rhumatisme superficiels.

4° *Arsénicales, gazeuses, glairinées, calciques,*

à *thermalité moyenne,* elles sont sédatives. Elles mitigent à l'aide de ces principes l'action excitante du principe sulfuré. Elles sont donc susceptibles d'un emploi plus facile qui fait moins redouter l'explosion de la fièvre thermale et l'excitation du nervosisme que si elles étaient sulfurées sodiques à thermalité très élevée. Aussi peuvent-elles être prescrites avec le plus grand succès contre *les affections eczémateuses de la peau.* Elles sont cependant moins sédatives que si elles ne contenaient pas du fer ni du chlorure de sodium en quantité notable, *elles tiennent donc le milieu par leur action physiologique entre les sulfurées sodiques et les sulfurées calciques.*

Enfin elles sont astringentes et non laxatives, mais diurétiques.

MALADIES QUE L'ON PEUT TRAITER

PAR LES EAUX DE BONNEVAL

Nous nous réservons d'exposer plus tard le côté clinique du traitement thermal aux eaux de Bonneval ; mais, déjà, par l'étude que nous venons de faire de son action physiologique, nos honorables confrères, qui voudront bien se donner la peine de lire cet opuscule, pourront aisément discerner les divers genres d'affections morbides qui sont justiciables de ces eaux. Qu'il nous soit permis,

néanmoins, d'en dresser tout de suite la nomenclature :

1° *Maladies de la peau*

Les eaux de Bonneval sont au moins aussi puissantes que celles de Saint-Gervais pour guérir les
affections cutanées et les ulcères de la peau vari-
queux ou scrofuleux ; les eczémas les plus re-
belles ne résistent pas à leur action. Une expérience de dix ans n'a cessé de nous le prouver.

2° *Rhumatismes*

Les douleurs qui persistent à la suite d'une
attaque de rhumatisme articulaire aigu ou à la
suite d'un rhumatisme musculaire, guérissent vite
à Bonneval, surtout si le patient est anémié par
de longues souffrances. Ce n'est pas tout ; non
seulement les eaux de Bonneval guérissent ces
douleurs, mais elles modifient assez heureusement
la constitution et la diathèse du sujet qui souffre,
pour que désormais, il ne soit pas exposé à une
nouvelle attaque de rhumatisme.

Nous devons être plus réservé à l'endroit du
traitement des *névralgies* et des *douleurs rhumatismales chroniques* ; alors l'usage des eaux de Bonneval prises en bain et en boisson, ne sera vraiment utile que chez les personnes débilitées. N'ou-
blions pas, en effet, que nous sommes dans un
pays froid, et que le froid, surtout le froid humide,
exerce souvent une action funeste dans ces sortes

de cas. Cependant, nous avons vu des sciatiques de nature rhumatismale survenues chez des personnes arthritiques, à l'occasion d'un séjour dans un lieu humide s'amender, d'abord, puis disparaitre après deux ou trois saisons passées à Bonneval. Si donc la névralgie tient à un vice constitutionnel et diathésique, et qu'elle soit purement de nature rhumatismale, on pourra en avoir raison par l'emploi des eaux de Bonneval, mais, si la douleur relève d'une autre cause, nous pensons qu'elle sera plutôt exaspérée que calmée par l'usage de ces eaux.

3° Chloroses et Anémies

En revanche, nous déclarons sans réserve que les eaux de Bonneval sont souveraines contre les chloroses et contre les anémies, et en général contre toutes les causes d'affaiblissement et de débilité qui ralentissent la nutrition générale ou la pervertissent. L'air de montagne aidant, ces eaux peuvent aussi être employées avec avantage dans les affections du foie, des reins, du cœur, dans le rachitisme, dans le diabète, dans la scrofule, etc., surtout quand les personnes qui présentent ces états morbides ont déjà fait leur saison dans une station balnéaire qui convenait d'abord au traitement de leur maladie.

4° Gravelle

A cause de leur action sur le rein et de leurs

propriétés diurétiques, les eaux de Bonneval sont
utiles contre la gravelle et même contre toutes les
affections où il est nécessaire d'activer la diurèse.

Telle est brièvement la liste des états morbides
que les eaux de Bonneval, prises tantôt en bain
et boisson, tantôt simplement en boisson, peuvent amender, modifier ou corriger.

Mais ce que nous tenons à dire et à répéter,
c'est que Bonneval pourrait devenir sans difficulté,
tant par ses eaux que par sa situation et celle de
ses environs, le vainqueur incontesté et incontes-
table des affections de la peau, des chloroses et
des anémies, et le redresseur puissant des tempéraments affaissés et des constitutions débiles, si
son installation balnéaire recevait les améliorations
qu'elle comporte.

Déjà, la disposition de l'établissement thermal
laisse à désirer. Les cabines, au lieu de s'ouvrir
dans un corridor intérieur, s'ouvrent directement
au dehors; le baigneur, s'il n'est pas bien vigilant,
est ainsi exposé à prendre froid en sortant du
bain.

Mais surtout Bonneval est dépourvu de salles
de douches. Il serait pourtant si facile de les construire. Un torrent passe à côté qui fournirait le
plus facilement du monde l'eau nécessaire pour
donner des douches froides. Il serait non moins
facile de monter des appareils à douches d'eau
chaude. La source est assez abondante pour fournir aux bains et aux douches.

Il serait à désirer aussi que l'on creusât une

piscine où l'on ferait couler à volonté de l'eau chaude ou de l'eau froide, ou les deux à la fois. Des exercices de natation bien réglés seraient très efficaces pour seconder l'action tonique de l'eau thermale.

Nous sommes heureux d'ajouter que ces améliorations seront bientôt réalisées ; une société est en voie d'organisation qui se propose d'exploiter les eaux de Bonneval sur un pied plus large et mieux entendu.

Il est temps que ces eaux possèdent enfin un établissement digne de leurs précieuses qualités. Mais malgré les défauts de leur installation balnéaire les eaux de Bonneval sont très efficaces contre les maladies que nous venons d'indiquer. Elles le seront encore bien plus quand les travaux d'amélioration projetés seront exécutés.

BONNEVAL-LES-BAINS, LE CHATELARD

ET LES SITES DE MONTAGNES ENVIRONNANTS

L'effet tonique des eaux de Bonneval est merveilleusement favorisé par le séjour dans un climat essentiellement sain, par des promenades dans des vallons pittoresques où le voyageur respire un air vivifiant et par des ascensions faciles à pied, ou à cheval, sur plusieurs pics élevés, d'où le spectateur peut contempler à son aise l'immense dentelure

de glaciers qui couronne le massif des Alpes Grées.
Bonneval se trouve, en effet, dans le canton de
Bourg-Saint-Maurice, pays montagneux qui s'étend
de 1,000 à 1,800ᵐ d'altitude au pied du Petit-Saint-
Bernard, du mont Iseran, du mont Pourri, des
cols de Roselend, du Bonhomme et de la Seigne.

Les facteurs qui entrent en jeu pour combattre
ici les affections morbides, sont aussi nombreux
que variés. Ce sont d'abord les qualités des eaux
que nous venons d'analyser, c'est aussi la respiration d'un air frais et pur qui s'en va, sur le torrent de la circulation du sang, jusque dans les coins
les plus reculés des organes donner un nouveau
souffle de vie. Que l'on ajoute à cet avantage celui
d'exercices corporels au sein d'une atmosphère
embaumée par les émanations résineuses des sapins et par les suaves parfums des fleurs de la
montagne, et l'on comprendra pourquoi un séjour
à Bonneval-les-Bains et dans les environs est si
puissant à modifier certaines maladies dyscrasi-
ques, comme les anémies, les chloroses, les dys-
pepsies et en général toutes les affections où la
nutrition générale est ralentie (1).

C'est aux vrais malades toutefois et aux amateurs de la belle nature que cet avis est adressé,
ni Bonneval, ni les villages voisins, ni même la
ville de Bourg-Saint-Maurice ne sauraient satisfaire ceux qui recherchent, dans les stations thermales, les plaisirs mondains et les émotions du

---

(1) Bouchard, *Maladies par ralentissement de la nutrition.*

jeu. Ici l'allée bordée de grands arbres, c'est le sentier à travers la colline, le long du torrent, au pied des grands rochers à la chevelure de sapins ou au duvet de gazon, ombragé d'aulnes, de frênes, de coudriers. Ici le jardin public, c'est la prairie qui s'étend du fond de la vallée jusqu'au sommet des monts. Ici le parc, c'est la forêt aux sapins géants, où mûrit le fraisier, le sorbier, l'airelle myrtille, où sautillent de nombreux écureuils aux formes sveltes et aux allures dégagées. Ici le casino, c'est le vallon entouré de montagnes aux sommets élancés où l'homme, fuyant le tapage étourdissant des grandes cités, vient écouter la ravissante harmonie de la nature, le chant des oiseaux, le murmure du ruisseau, le mugissement du vent à travers la forêt, le bruit des cascades, le grondement des glaciers qui croulent. Ici le grand jeu, c'est le jeu du touriste aux prises avec le sentier tortueux, du touriste qui gravit le coteau, qui atteint le glacier, le foule à ses pieds et qui, victorieux, ivre de bonheur, l'imagination en délire, perché comme un aigle au sommet d'un pic, se croit le roi de la terre en voyant les vallées et les villes populeuses prosternées à ses pieds.

C'est dans ce canton de Bourg-Saint-Maurice ou près de lui que se dressent les pointes les plus élevées des Alpes ; c'est aussi du sommet de ces montagnes géantes que le spectateur peut jouir du plus beau panorama alpestre qu'il soit donné à l'œil humain de contempler. D'un même point, des cimes de *Lancebranlette*, à 2,933ᵐ d'altitude, il peut admirer à la fois les glaciers du Mont-Blanc, ceux du mont Rose, du Cervin, du Ruitor, de la Grande Sassière, de la Vanoise, du Pourri, du Pelvoux. Le touriste le moins audacieux, une femme, un enfant peut en atteindre sans danger le sommet, l'accès en est très facile sur le versant du Petit-Saint-Bernard. D'un côté ses regards plongent en Suisse, de l'autre ils s'étendent vers Grenoble, sur les montagnes du Dauphiné ; en face, ils pénètrent dans le Piémont du côté de Turin aussi loin que la vue puisse atteindre. Que ces glaces éternelles sont imposantes à voir, dorées par les rayons du jour naissant ! On s'extasie devant le soleil qui se lève sur les mers, on se prosterne devant le soleil qui se lève sur les monts, si saisissante en est la majesté du phénomène !

Toutes les montagnes de ce pays ont été foulées par les pas des Joanne, des Talbert, des Puiseux, des Défay, des Coollidges et de tant d'autres alpinistes fameux dans les annales du Club-Alpin, qui bien souvent sont venus visiter la belle vallée de la Haute-Isère et chaque fois l'ont trouvée plus admirable.

Mais, si le baigneur moins audacieux ne se sent pas la force de suivre les traces de ces infatigables *grimpeurs*, il peut contempler ces cimes neigeuses de loin en suivant le flanc des coteaux à travers des chemins accidentés mais bien construits, tous sont accessibles aux mulets, la plupart le sont encore aux voitures. Leur parcours est aisé, une rampe douce suit un petit plateau, puis le plateau recommence pour aboutir encore à une nouvelle rampe d'une inclinaison souvent différente de celle de la première. Les divers muscles du corps qui président à la marche, sont ainsi tour à tour mis en jeu ; les uns se reposent pendant que d'autres fonctionnent et réciproquement, si bien que le voyageur chemine sans fatigue en même temps qu'il se complait à admirer les paysages variés qui se déroulent devant ses yeux : ce sont des prés, des champs, des forêts, des bois ; c'est un village, c'est un clocher, c'est un torrent aux eaux écumantes, c'est un pont jeté sur un précipice ; plus haut c'est un chalet, c'est un troupeau de moutons et de vaches, c'est un groupe de bergers ; plus haut encore ce sont des glaces éternelles, c'est une bande de chamois, c'est une volée de perdrix blanches qui fuient le chasseur. C'est partout la vie, l'animation, la poésie. On rentre le soir le cœur joyeux, l'esprit reposé, le corps dispos.

Chaque jour varie la promenade. Aujourd'hui c'est la vallée des Chapieux et des Mottets que l'on visite, c'est le col de la Seigne ou du Bonhomme ; demain c'est celui de Roselend ; un autre jour, c'est le col du Petit-Saint-Bernard, c'est la redoute du Traverset et tant d'autres sites. On assiste aux scènes curieuses de la vie pastorale telles quelles se passent dans les chalets des Alpes. C'est la répétition exacte de ce que l'on voit en Suisse ; des troupeaux de bestiaux, de vaches, de génisses, de moutons, de chèvres pâturant en liberté sur les coteaux ; des huttes où

les montagnards manipulent le gruyère, où ils
battent le beurre, où ils façonnent diverses espèces de fromages qu'ils expédient ensuite dans les
villes de l'intérieur. Quand on est las de mar-
cher et d'admirer, on se repose sur le gazon, on
écoute le tintement argentin des clochettes des
troupeaux, ou le bruit des cascades que module
la brise de la montagne, puis on déboucle les
valises, on étale les provisions de bouche sur un
tapis de verdure, et l'on prend son repas aux sons
harmonieux de cette musique alpestre, au milieu
d'une enceinte formée par des glaciers ou par des
collines et éclairée par un soleil clément aux
tièdes rayons.

Si l'on est au Petit-Saint-Bernard, on a déjeuné
le matin dans les forêts de Montvalezan, à l'ombre
des sapins, au bord d'un petit ruisseau qui coule
ses eaux limpides sur l'herbe fleurie, en face des
glaciers du Mont-Pourri ; le soir on reçoit une
hospitalité empreinte de la plus douce et de la
plus franche bienveillance à l'hospice ou à l'hôtel
des saints Maurice et Lazare, dirigé par l'abbé
Chanoux, l'aimable recteur, si avantageusement
connu des alpinistes du monde entier.

Dans la vallée des Glaciers, on aime à aller
s'asseoir au bord de la fontaine des Mottets, et se
rafraichir à sa source d'eau gazeuse, riche en fer
et en divers autres principes minéraux, tonique
et apéritive.

C'est là aussi que les chlorotiques et les anémiques retrouvent vite la santé (1). Bientôt l'appétit s'aiguise, l'estomac réclame pour lui et pour tous les organes, une alimentation réparatrice. Rien n'est plus facile que de satisfaire sa légitime demande, on a pour lui complaire l'excellente cuisine du restaurant des Mottets, tenu par Mme veuve Fort, ou celle non moins bonne du restaurant des Chapieux, tenu par Mme veuve Pugin.

De retour à Bonneval, on se repose quelques jours pour continuer la cure aux eaux thermales. On en profite pour visiter les environs, le village de Versoie, le bois du Sery, la montagne du Mont, le coteau des Echines, le plateau de Séez, la forêt de Malgover, la plaine de Bourg-Saint-Maurice, les têtes de Montgirod, etc., etc. ; puis on repart en grandes promenades pour Sainte-Foy et pour Tignes en voiture, ou pour Peisey, à âne ou à mulet, en attendant que le conseil municipal de cette dernière commune se décide à construire la route carrossable qui est projetée.

Si les habitants de Peisey ont le tort honorable de pousser l'amour de l'antiquité jusqu'à ne pas vouloir aisément délaisser les vieux sentiers qu'ont parcourus leurs ancêtres, ce sont en revanche de rudes travailleurs, qui cultivent avec autant de goût que de grands soins le riche coteau qui supporte leur villlage. Paris les connait aussi pour des ouvriers intelligents, laborieux et économes. Beaucoup d'entre eux sont allés ou vont encore

---

(1) Notre notice sur la source des Mottets est sous presse.

lui offrir la vigueur de leurs bras et les ressour-
ces de leurs ingénieuses combinaisons. Descendants de mineurs qui travaillaient autrefois aux
mines de plomb argentifère de leurs montagnes,
les métaux sont devenus pour eux comme de
vieilles connaissances, ils ont passé maitres dans
l'art de les fondre, de les façonner, de les polir,
et plusieurs d'entre eux ont déjà fait de grandes
fortunes dans ces diverses industries.

Mais Paris, malgré ses nombreuses séductions,
ne saurait les retenir. Aussitôt qu'ils ont assez de
rentes pour jouir dans une honnête aisance d'un
repos bien mérité, ils regagnent leur village,
et désormais ils peuvent goûter sans inquiétude
et sans plus d'ambition les délices de la vie
champêtre. Ils ont apporté de Paris la notion du
bien-être, ils s'empressent de la mettre en prati-
que. La maison paternelle qui les a vu naître
bergers est maintenant devenue trop petite pour
les recevoir, ils la démolissent, et sur son emplacement en construisent une autre plus grande,
plus élégante et plus conforme aux préceptes de
l'hygiène.

Peisey compte déjà un grand nombre de belles
maisons, dans peu d'années, il ressemblera à une
petite ville. Plus favorisé que d'autres localités, il
possède un hôtel bien tenu par M. Collin qui, à
son retour de Paris, a trouvé l'écharpe là où il
avait laissé la houlette.

Les étrangers sont bien à Peisey sous tous les
rapports : l'air y est d'une pureté irréprochable,

le paysage est charmant. Ce sont d'un côté des
foréts de sapins et de mélèzes qui recouvrent des
pentes abruptes ; plus haut, des côtes gazonnées
où pousse le génépi des Alpes ; d'un autre côté,
ce sont des champs et des prés où l'on suit le va
et vient des moissonneurs dispersés çà et là, et
comme déployés en tirailleurs, non pas pour
résister aux visiteurs qu'ils aiment et qu'ils res-
pectent, mais afin de vaincre plus aisément les
difficultés du sol.

En suivant le chemin qui conduit aux Lanches,
on passe au hameau de Nancroy ; le guide à cet
endroit ne manque pas de faire admirer au
touriste le beau tableau de la Madeleine repen-
tante qui se trouve au-dessus du grand autel de
la chapelle. C'est l'œuvre d'un maitre de l'école
romaine qui est digne de l'attention des amateurs
les plus délicats, quelques instants passés devant
cette adorable figure ne seront jamais regrettés.

De Nancroy ou de quelques mètres plus haut,
on a devant soi le plateau des Lanches, formé par
des prairies ombragées de mélèzes, un ruisseau
qu'alimente la fonte des glaciers du Mont-Pourri
et de Belle-Côte, serpente au milieu d'elles. Sur
la partie gauche du plateau on voit deux ou trois
grandes constructions ; ce sont les bâtiments qui
servaient autrefois à l'exploitation des mines de
plomb argentifère ; l'un d'eux est encore en très
bon état, il appartient à M. de Saint-Pierre qui
vient y passer chaque année quelques mois dans
l'été ; il se fait un plaisir, nous a-t-on assuré,

d'offrir alors une généreuse hospitalité aux passants qui vont visiter sa délicieuse retraite. En face, sur le coteau de droite, on aperçoit une petite chapelle, c'est le sanctuaire de Notre-Dame-des-Neiges, lieu de pèlerinage assez fréquenté où se rendent les gens pieux des environs ; on y fait une belle fête dans le courant du mois de juillet. Plus avant dans la vallée, le touriste peut admirer la cascade de la Gurraz qui est extraordinaire comme hauteur et comme force ; en reprenant sa marche, il arrive bientôt aux chalets de la Plagne, il aperçoit au fond de la vallée le col du Palet, qui mène à Champagny et de là à Pralognan ou bien à Bozel et à Brides-les-Bains, et plus à gauche, le col de la Tournaz qui conduit dans la vallée de Tignes.

S'il en a le courage, le voyageur poursuit sa route, prend ce dernier col et arrive en quelques heures à la combe du lac de Tignes. Du sommet de la Tournaz, il contemple les massifs de la Vanoise, du Pourri, de la Grande Sassière, de Galise et de l'Iseran, puis il descend la côte à travers de beaux pâturages, aux suaves parfums des violettes ; en moins d'une heure il est au Lac, au Lac justement renommé pour ses truites saumonnées ; là, avec une permission qui ne lui est jamais refusée, il peut, s'il est pêcheur, se payer le plaisir d'un instant de pêche, ou bien il continue son chemin et dans une heure il est à Tignes. Il va demander l'hospitalité à l'Hôtel des Touristes ou à l'hôtel du Club-Alpin, les deux se valent, nous voulons dire que les deux laissent à désirer. Ces robustes montagnards qui vivent du lait et de la chair salée de leurs troupeaux ne peuvent aisément comprendre la savante cuisine des villes. Il faut croire cependant que le temps, qui modifie tout, parviendra à former chez eux quelque Vatel. C'est à souhaiter, car vraiment le touriste se ferait un plaisir de passer quelques jours sur ces beaux plateaux de Tignes et de Val-d'Isère, s'il trouvait dans les hôtels un peu plus de confortable. Nous croyons, en nous exprimant ainsi, traduire les vœux de tous ceux qui connaissent les vallons qu'arrose l'Isère près de sa source.

Comme l'on respire bien sur ces hauteurs! comme l'appétit y devient impérieux! C'est qu'il faut fournir plus de combustible à des combustions plus actives. On mange bien, on digère bien et l'on dort mieux encore. Le tempérament le plus délabré reprend bien vite des forces. Ici, c'est la régénération des personnes maladives ou affaiblies, comme c'est la mort de tous les ennemis de la vie. A Tignes et à Val-d'Isère, à 1,660 et à 1,850^m d'altitude, point de bactéries, point de microbes redoutables; le bacille de Koc ne peut y vivre, jamais nous n'avons rencontré un tuberculeux dans cette localité qui ait pris la maladie sur place. S'il s'en trouve un parfois, on peut être sûr qu'il a quitté son pays pour aller comme ouvrier manœuvre exécuter des travaux pénibles et peu rémunérés dans quelques villes de l'intérieur; et encore, s'il a eu soin de regagner le toit paternel avant que le mal ait eu le temps d'évoluer jusqu'à sa troisième période, il a beaucoup de chances pour guérir. Nous avons dans notre mémoire deux cas irrécusables de phthisie pulmonaire arrivés à la deuxième étape qui ont rétrogradé d'abord, puis guéri après un séjour de deux ans à Tignes ; ce sont des sujets (ils sont encore vivants) qui avaient émigré et qui sont ensuite revenus, il y a cinq ou six ans, retrouver le berceau de leurs premières années et avec lui l'entrain et la vigueur de leur jeunesse. On n'a jamais vu dans ces parages des cas de rougeole, de scarlatine ou de coqueluche ; la fièvre typhoïde elle-même ne s'y montre que sous un caractère très bénin. Cette année même nous avons eu à constater dans la commune de Tignes une épidémie de dothiénentérie ; sur les cinquante enfants qui sont tombés malades pas un n'a succombé. C'est assez pour prouver que le climat de la Haute-Isère est essentiellement sain.

Un séjour de quelques semaines dans cette vallée a son charme, surtout pour l'habitant des villes ; il y trouve le calme et le repos du corps et de l'esprit dont il a tant besoin pour se remettre de l'agitation du monde et de la fièvre des affaires. Il a pour se distraire quelques belles excursions aux gorges de Tignes, à celles du Val-d'Isère (1), à la source de l'Isère, au col de l'Iseran, au col de Galise, aux glaciers de la Sassière, etc.

---

(1) La commune de Val-de-Tignes a pris depuis cette année le nom de Val-d'Isère.

La cure d'air terminée, il rejoint Bourg-Saint-Maurice par les Brevières, Sainte-Foy et Séez à travers un chemin de grande communication qui est carrossable sur tout son parcours. Il visite en passant le village des Brevières qui a été, il y a cinq ans (12 février 1881), à moitié enseveli sous une avalanche partie des cimes du Mont-Pourri, plus bas il admire le pont de la Balme et la perte du Nant de Nancroy dans un abîme épouvantable ; un peu plus loin il a à sa gauche les glaciers de la Gurraz et leurs deux grandes cascades, et à sa droite les prairies du Biolley et de l'Arbèche ; il passe à Piperon et aux Pigettes, coquettes localités ; traverse une grande forêt, atteint la Raye où il peut voir la cascade du Pich, puis le village de la Thuile et arrive enfin à Sainte-Foy, après une marche à pied de trois heures, par une route des mieux construites, aux vues les plus variées.

Sainte-Foy est un village à visiter, il peut devenir une station de montagnes des mieux choisies ; les étrangers trouvent facilement à se loger et à se restaurer dans ses quatre ou cinq hôtels. Il n'a qu'une altitude de 1050 mètres, et cependant là aussi les maladies épidémiques sont rares ; la phthisie y est ignorée comme à Tignes. Le climat y est peut-être encore meilleur que partout ailleurs, surtout pour les affections des voies respiratoires, l'air y est toujours calme, le vent n'y souffle pour ainsi dire jamais. Sainte-Foy est assis sur un monticule de terrain qui a dû glisser de la montagne, il domine toute la vallée ; il a à sa droite le coteau

de Montvalezan, à sa gauche celui de Villaroger
et devant lui où plutôt à ses pieds les plateaux du
Champet, de Viclaire, de Longefoy et de Séez. Il
n'est séparé de Bourg-Saint-Maurice que par une
distance de douze kilomètres. Le bureau télégra-
phique dont il est pourvu rend les plus grands
services aux touristes, aussi bien qu'aux habitants
du pays. Ce qui est à voir à Sainte-Foy c'est le
pont qui le relie avec Villaroger, ou plutôt c'est
l'Isère arrivant avec une impétuosité effroyable à
travers des gorges étroites et passant sous le pont
toute bouillonnante, puis fendant ses eaux contre
des rochers inébranlables avec un bruit épouvantable. C'est aussi la montagne du Bec-Rouge ou
plutôt les ravinements que son affaissement a produits en 1877; c'est enfin le belvédère de la Roche
d'où l'on jouit d'un splendide coup d'œil.

En quittant Sainte-Foy pour se rendre à Bourg-
Saint-Maurice, on rencontre au pied de la montagne les cascades du Nant de Saint-Claude, elles
méritent que l'on s'arrête pour les voir, l'arc-en-
ciel que forment les eaux évaporées par le courant
d'air du torrent et éclairées par les rayons du
soleil leur donne un aspect vraiment admirable.

De là, en moins d'une heure, une bonne voiture
conduit le touriste à Bourg-Saint-Maurice, à travers le court défilé de Djinai et le beau plateau de
Séez; pendant ce court trajet il a eu le temps de
remarquer, près du Loissel, le torrent de Pisse-
Vieille qui descend de la montagne des Têtes à
travers la forêt de Malgover et cette belle forêt

elle-même formée de mélèzes et de sapins qui couvrent toute la montagne sur une longueur de plusieurs kilomètres.

De retour à Bourg, il y trouve d'autres touristes qui ont suivi un itinéraire différent du sien; les uns ont passé le col de Roselend, visité la vallée de Beaufort et sont revenus par le col du Cormet et les montagnes de la Côte-d'Aime, de Montvalezan-sur-Bellentre et des Chapelles.

D'autres aux jarrets moins puissants ont pris le chemin de Vulmix et des Chapelles, ont parcouru les beaux plateaux de Montvalezan-sur-Bellentre et de la Côte-d'Aime, ont passé à Granier et suivi la route du Cormet jusqu'à une certaine hauteur, puis ont tourné à gauche et ont fait l'ascension de Combavent par les chalets de Vrarey et de Tiabor; de là, ils ont contemplé à leur aise toute l'étendue de pays qui forme les cantons d'Aime, de Bourg-Saint-Maurice, de Bozel et de Moûtiers ; ils ont pu apercevoir les clochers de presque toutes leurs communes, du moins de toutes les communes du canton d'Aime et de plusieurs autres des cantons voisins ; ils ont vu leurs vignes, leurs champs, leurs prés, leurs jardins, leurs vergers arrosés par une foule de petits cours d'eau qui descendent de cascades en cascades le long des collines pour se rendre à l'Isère ; ils ont suivi le cours de cette rivière, coulant paisiblement au fond de la vallée ; puis portant leurs regards sur les monts, ils ont passé en revue chacun des pics qui ferment l'horizon dans le lointain, les glaciers de la Sassière de Sainte-Foy, Archeboc, le Pourri, les montagnes de Peisey, les glaciers de Pralognan, le col de la Vanoise, la côte des Allues, le vallon de Belleville, le col des Encombres, le plateau des Avanchers, le col de la Madeleine et, en un mot, toute une série de vallons, de cols, de cimes et de glaciers qui s'étendent ou se dressent dans l'extrême horizon. Ils sont partis le matin de Bourg-Saint-Maurice et sont arrivés vers midi sur la partie haute des côtes gazonnées de Combavent.

Après un frugal repas, les plus courageux ont continué leur excursion par les montagnes de Tessens, où ils ont passé la nuit dans des chalets habités et par celles de Villette et de Montgirod, marchant toujours sur le gazon, le panorama que nous venons d'exposer se déroulant devant eux ; bientôt ils sont arrivés sur Hautecour et sont descendus à Moûtiers, tandis que d'autres moins hardis, mais non moins inspirés, rétrogradaient sur Granier et se rendaient à Aime par Tessens ou par La Côte. Le lendemain, ceux-ci ont visité Villette et Montgirod, leurs carrières de marbre et tous leurs points de vue. Après un ou deux jours de repos consacrés à voir les antiquités d'Aime, ils sont partis pour le col de Forclaz, en passant les uns par Longefoy, les autres par Macôt et se sont rejoints au bout de quelques heures à l'endroit où se trouve l'ancienne fonderie des mines. Là, ils ont séjourné quelques jours dans les chalets, ils en ont profité pour faire les ascensions si faciles

et si agréables de Saint-Jacques et du Jovet ;
enfin, ils sont revenus à Bourg-Saint-Maurice par
les montagnes du revers de Bellentre. Mais en
quittant ces sites charmants, ils ont regretté que
la main de l'homme n'y eût pas encore élevé un hôtel
pour recevoir les touristes et pour loger en été les
nombreux malades qui viendraient s'y réfugier.

Leurs regrets sont des mieux justifiés ; au pied
de Forclaz, à 2,000 mètres d'altitude environ, dans
cette petite combe qui a été si animée autrefois,
quand les mines de plomb argentifère étaient ex-
ploitées, on trouve plusieurs montagnettes à
troupeaux qui fourniraient volontiers aux étrangers le lait si nécessaire à leurs organes digestifs
échauffés par une alimentation incendiaire ou sur-
menée par un régime déréglé et insatiable. Les
forêts de sapins qui couvrent les collines des
alentours et encadrent presque les prairies em-
baument l'air de leurs parfums résineux, leurs
émanations térébenthinées au contact de l'oxygène
produisent l'ozone qui, brûlant les miasmes, les
microphytes et les microzoaires ambiants, puri-
fient l'atmosphère et la rendent éminemment
propre à la respiration des personnes atteintes de
bronchites ou d'autres affections pulmonaires. Ce
site est abrité contre les vents, l'air y est aussi
calme que pur, il possède plusieurs sources où
coule une eau fraîche et limpide que l'on se plaît
à boire sans avoir soif, elle rafraîchit et tonifie
l'estomac, c'est un excellent apéritif. La station
s'approvisionnerait facilement en tout, elle ne

serait éloignée d'Aime que de deux petites heures,
un chemin vicinal des mieux construits y mènerait
sans fatigue à travers les vergers et les prairies
des *mandes* de Macôt. Elle aurait à sa gauche le
dôme du Jovet, à sa droite celui de Saint-Jacques ;
en face, les coteaux de Montgirod, de Tessens, de
Granier, de la Côte-d'Aime ; en arrière, elle com-
muniquerait par le col de Forclaz avec Champagny, et plus loin avec Bozel, Pralognan et
Brides dont les nombreux baigneurs et touristes
viendraient la visiter. Quel dommage que l'on n'ait
encore rien fait pour retenir l'étranger sur ce
délicieux vallon où il serait si facile de lui pro-
curer agréablement le repos, la santé et la force !
Telles sont les trop justes réflexions que font nos
touristes en revenant de leurs excursions ; mais, en
revoyant Bonneval, leurs regrets sont plus amers
encore et leurs vœux plus ardents. Ils trouvent
la vallée trop étroite et l'horizon trop restreint. Ils
désirent qu'un grand établissement se construise
au plateau du Châtelard, un peu en deçà des gorges qui conduisent à la source. Là station thermale resterait à Bonneval, mais l'hôtel des baigneurs et des touristes serait au Châtelard ; un
omnibus ou un tramway circulerait entre les deux
villages et les mettrait en relation. Rien n'est plus
aisé que de combler ces desiderata ; il y a de grands
avantages à le faire.

Le Châtelard est situé sur la route de grande
communication qui va à Bonneval et aux Chapieux,
à peu près au milieu de la distance qui sépare

Bourg-Saint-Maurice de Bonnneval, c'est à dire à deux kilomètres et demi de cette dernière localité. D'un autre côté, il a vue sur Sainte-Foy situé à douze kilomètres de là à vol d'oiseau ; de l'autre sur Les Chapelles, Landry, Hauteville-Gondon ; en face, sur les plateaux de Séez et de Bourg-Saint-Maurice, sur la forêt de Malgover et, dans le lointain, sur les glaciers du mont Pourri et des montagnes de Peisey. C'est le plus beau site que l'on puisse choisir pour élever un établissement digne de recevoir des baigneurs et des touristes. Aussi est-ce lui qu'a choisi la société qui est en voie d'organisation aussi bien pour la construction de cet établissement que pour l'exploitation de nos riches eaux minérales et de nos belles stations de montagnes.

Il est à désirer que la société se mette vite à l'œuvre, car vraiment il y a un intérêt humanitaire à ce que les malades et même les personnes saines qui viennent demander à nos eaux et à nos montagnes la santé et le repos trouvent chez nous tout le confortable qu'elles peuvent raisonnablement réclamer.

Déjà leur nombre est grand, chaque année il grandit et il grandira encore, car le bon mouvement qui pousse les citadins vers les montagnes, à l'époque des grandes chaleurs, s'accentue partout de plus en plus.

Nous avons ici de quoi satisfaire tous leurs goûts comme tous leurs besoins. Baigneurs, touristes,

alpinistes, savants, paysagistes, chacun peut être
servi à souhait.

La Savoie est pourvue de toutes les sources minérales qui sont recherchées pour le traitement
des diathèses, tandis que dans le reste de la France
ces mêmes sources sont disséminées dans un
grand nombre de départements très éloignés les
uns des autres. La Savoie possède même chez
nous, en Tarentaise, des sources qui, comme celles de *Brides*, de *Salins-Moûtiers* et de *Bonneval*,
ne se retrouvent nulle part.

A côté de ces sources nous avons, pour les Alpinistes les plus difficiles à contenter, les montagnes les plus élevées sur lesquelles ils peuvent
fixer leur amour des ascensions : c'est le Mont-
Pourri à 3,788 mètres d'altitude, c'est la Grande-
Sassière de Tignes à 3,758 mètres, c'est le Rognais
à 3,000 mètres, c'est la Vanoise dont le sommet le
plus élevé, la pointe de la Grande-Casse a 3,313 mèt.
d'altitude, c'est Lancebranlette, c'est le Bec-de-
l'Ane et tant d'autres encore ; comme nous avons
aussi pour les plus timides des excursions faciles
qui ne leur procurent pas moins des vues splendides sur les Alpes. A Bourg-Saint-Maurice, nous
sommes placés comme au carrefour de tous les
chemins qui conduisent aux sites les plus renom-
més des Alpes Graies : c'est le chemin des glaciers, c'est celui du Petit-Saint-Bernard, c'est celui
de l'Iseran, c'est celui de Peisey.

La vallée de Saint-Gervais, Sallanches et Chamounix débouche ici par les cols du Bonhomme et

des Fours ; la vallée de Beaufort, par les cols de
Roselend et du Cormet ; celle de Brides, Bozel et
Pralognan par les cols de Forclaz, de Frette et du
Palet. Nous communiquons avec la Maurienne directement par le col de l'Iseran, et avec l'Italie
par les cols de Galise, de Roc-Blanc, du Mont, du
Petit-Saint-Bernard et de la Seigne. Nous sommes
à une journée de Sallanches, d'Aoste, de Turin, de
Montpellier ; à une petite journée de Grenoble, de
Lyon, de Chambéry, d'Aix-les-Bains, d'Annecy ;
en 24 heures on vient ici de Paris, de Vichy, de
Narbonne, etc. Les personnes qui ont fini leur
saison à Saint-Gervais, à Pré-Saint-Didier, à Courmayeur, à Evian, à Aix-les-Bains, à Challes, à Al-
levard, à Uriage, à Balaruc, à Vichy, à Brides, à
Salins-Moûtiers peuvent venir sans fatigue passer quelques jours sur quelques-uns de nos plateaux alpestres. Déjà les hôtels d'Aime, de Bourg-
Saint-Maurice, celui de Peisey, ceux de Sainte-
Foy, de Séez, de Bonneval, des Chapieux, des
Glaciers, etc., peuvent leur offrir un confortable
passable, quelques-uns même un bien-être réel.
Dans peu de temps ils trouveront au nouvel hôtel
du Châtelard une installation bien soignée qui ré-
pondra à tous leurs désirs.

Tout ce qui sert à l'alimentation de l'homme se
trouve ici à profusion et en première qualité, car
ce n'est pas seulement l'air et l'eau que nous pouvons offrir aux étrangers dans toute leur pureté
native, ce sont tous les autres aliments. Ici, le
mouton et le bœuf qui broutent l'herbe fraîche et

embaumée des coteaux fournissent une chair savoureuse, plus savoureuse même que celle des
prés-salés si justement appréciée pour son arôme.
Les légumes qui poussent à leur aise sans artifice
dans un sol approprié sont excellents aussi. Le
lait des troupeaux qui pâturent dans les montagnes, le beurre et le fromage que les pâtres en
obtiennent ont un goût des plus agréables que
l'on ne saurait trouver dans les produits similai-
res des centres populeux. Il n'y a pas jusqu'au
miel de la vallée du Petit-Saint-Bernard qui n'ait
son bouquet particulier, si recherché des gour-
mets (1). Parlerons-nous de nos pommes et de nos
poires si délicieuses, des petites fraises si parfu-
mées de nos bois, et des petites cerises rouges ou
noires de nos montagnes, qui font un kirsch aussi
bon que celui de la Forêt-Noire.

Après avoir flatté le palais du touriste, nous
n'avons, il est vrai, ni casino, ni théâtre pour ré-
créer son esprit et égayer son imagination, mais
nous lui offrons des distractions plus saines et
des émotions plus douces que celles qu'il pourrait
trouver au jeu ou au spectacle s'il veut passer en
revue ce que notre pays contient de beau et de re-
marquable. C'est d'abord la flore de nos Alpes qui
peut faire le bonheur de tout un essaim de bota-
nistes, elle est très riche en espèces rares; nous

---

(1) Une société d'apiculture fonctionne à Bourg-Saint-Maurice,
sous la présidence de M. Rullier Anasthase, instituteur à Bellentre ; c'est dire combien l'apiculture, par les avantages
qu'elle donne est en honneur dans ce pays.

avons ici la grande Astère, le Lys des Allobroges,
le Bouton-d'Or, la Carline, le Génépi, la Prime-
vère farineuse, le Rhododendron et tant d'autres.
Nos gorges de Tignes, de Val-d'Isère, de Bonneval, des Chapieux, à l'aspect austère, parfois
sinistre, sont comme de grandes tranchées pra-
tiquées par la nature dans les flancs de la terre
où le géologue peut étudier l'œuvre de la créa-
tion et la succession des âges. Nos montagnes,
nos rochers, nos moraines recèlent un nombre
incalculable de richesses minéralogiques : le sel
gemme, l'amiante, le cristal de roche, le silex,
le mica, le grès, le talc, le gypse, le schiste, le
calcaire avec toutes ses variétés de marbres se
rencontrent dans notre vallée, comme aussi les
minerais de fer, de cuivre, de plomb, d'argent et
d'or. L'entomologiste lui-même trouve ici à satisfaire ses goûts errants et vagabonds, comme ceux
de l'insecte qu'il poursuit. Que de petits êtres le
soleil fait éclore dans nos champs et nos prés !
que de papillons aux couleurs nuancées l'on voit
voltiger dans les airs, petites fleurs vivantes et
animées qui s'élèvent sur les ailes du vent, et vont
porter la poésie jusque sur nos glaciers !

Tout est pittoresque dans ces riches vallons,
depuis l'Isère qui coule paisible et libre dans la
plaine, après avoir épuisé ses forces contre des
rochers dans des gorges étroites et profondes,
jusqu'aux neiges immaculées qui blanchissent nos
cimes. Tout est pittoresque et tout est varié.
Nulle part on ne rencontre la monotonie des

vastes plaines qui ont aussi leur grandeur, mais
une grandeur qui accable, qui rapetisse, qui con-
fond l'homme, et non pas la grandeur qui élève,
qui rehausse, qui inspire comme celle de nos
monts. Dans le bas de la vallée, de belles vignes
richement cultivées donnent un vin d'un bon
goût et d'un agréable bouquet ; plus haut, l'on
voit des vergers et des jardins plantés d'arbres
chargés de fruits ; à côté sont des villages ou des
maisons isolées et disséminées qui ressemblent à
des redoutes élevées de loin en loin pour défendre
les abords des coteaux. Plus haut, ce sont des
prairies et des champs, ou simplement de petites
parcelles de prés qui disputent courageusement le
terrain à des forêts de pins, de sapins ou de
mélèzes. L'aspect verdoyant des uns, le reflet
jaune des autres se marie agréablement avec la
couleur verte des bois et donne à tout le pays une
physionomie séduisante qui charme l'âme de l'ar-
tiste. Au-dessus, on aperçoit le rhododendron que
l'on distingue à sa fleur d'un rouge écarlate, puis
vient le gazon qui se continue jusqu'aux crêtes de
la montagne ou jusqu'aux glaces éternelles.

Et toute cette contrée est habitée par une population robuste, courageuse, dure au travail qui
cultive du sol tout ce qui est cultivable, sans rien
abandonner, depuis la plaine jusqu'au sommet des
Alpes. Cette population offre à l'ethnologiste des
études bien intéressantes à faire ; elle est formée
par les descendants de ces indomptables Ceutrons
frères des Allobroges que César ne put soumettre

à la domination romaine ; sa structure anatomique est celle du type celtique (1), tête brachycéphale, frontal élevé, pommettes saillantes, etc. Les femmes portent un costume qui ne se retrouve nulle part ailleurs, même en Savoie, il est aussi pittoresque que leur pays natal ; c'est une robe à l'Arlésienne et une coiffure à la Marie Stuart ; tout le monde l'admire, il est en effet gracieux, riche et élégant. Si l'ethnologiste est satisfait, l'archéologue ne l'est pas moins. Les monuments antiques se rencontrent ici en grand nombre. Ils ont été soigneusement étudiés par M. l'architecte Borrel, de Moûtiers, qui les a tous dessinés dans son bel ouvrage sur les monuments antiques de la Tarentaise, pour les soustraire à l'action destructive du temps.

Toutefois, parmi ces antiquités, nous ne signalerons que les suivantes : La *pierre* dont il est déjà fait mention au commencement de cet opuscule, une des plus vieilles des Gaules ; elle a fait l'admiration des Quicherat, des Allmer, des Ducis et de bien d'autres qui se sont évertués à en rétablir l'inscription à moitié effacée ; la *Chapelle* de Chapieux ; la *colonne de Joux* du Petit-Saint-Bernard ; la *pierre tumulaire* représentant un comte de Val-d'Isère à Séez ; la *tour carrée* du Châtelard ; la *tour féodale* de Rochefort : la *pierre*

_____

(1) M. l'architecte Borrel, de Moûtiers, possède une très riche collection de crânes celtiques qui a été admirée par MM. Broca et Robin.

pierre tournante du hameau de Montchavin de Bellentre ; le *camp retranché* du Mont Saint-Jacques ; la *galerie dite des Romains* aux mines de Macôt ; les deux *temples romains* que l'on peut voir à Aime ; le *village de Ceutron*, ancienne capitale de la Ceutronie et presque en face sur la rive gauche de l'Isère *l'emplacement* d'un ancien *couvent des Clarisses* (1).

Que de richesses dans cette vallée de la Haute-Isère ! que de choses intéressantes et merveilleuses à voir ! que de sites charmants à contempler !

Comme la vie y est facile, agréable et variée ! et comme on souffre peu d'y être privé de casino et de théâtre ! comme on est content même d'en être privé pour pouvoir écouter tout à son aise le doux concert des voix de la nature et contempler le grandiose spectacle des Alpes.

Nous avons énuméré tous ces avantages, non seulement parce qu'ils sont réels, mais surtout pour bien établir que notre belle Tarentaise, que nos splendides cantons d'Aime et de Bourg-Saint-Maurice, que notre ravissante vallée de la Haute-Isère possède tous les éléments les plus recherchés et les plus rares pour installer chez elle des stations de montagnes de premier choix, à côté ou à proximité de sources d'eaux minérales et thermales de première qualité.

Rien ne serait plus aisé à certains dyspeptiques

---

(1) Le savant qui voudra avoir des renseignements plus amples et plus précis sur ces antiquités pourra consulter avec fruit l'ouvrage de M. Borrel.

de venir ici faire une cure de lait, et à certains
rhumatisants de venir prendre des bains au petit-
lait pour faire disparaitre leurs douleurs, comme
le pratiquent avec succès les montagnards de ce
pays.

Les Chapieux et les Mottets leur offriraient, aussi
bien dans leurs chalets que dans leurs hôtels, une
honnête hospitalité qui leur vaudrait bientôt la
guérison de leurs malaises. Les enfants rachitiques, lymphatiques, scrofuleux, les jeunes gens
alanguis par des études trop sérieuses et trop pré-
coces ; les personnes albuminuriques, les diabétiques, les goutteux, et tous ceux, en un mot, qui
présentent ces troubles de la nutrition générale si
bien décrits et si savamment étudiés par M. le
professeur Bouchard (1), pourraient avec le plus
grand profit pour leur santé compléter leur cure
d'eau par une cure d'air dans nos montagnes.
Plusieurs mêmes de nos sites sont habitables toute
l'année, comme ceux d'Aime, de Sainte-Foy et du
Châtelard ; leur climat est tempéré en hiver, le soleil les réchauffe tout le jour et l'air y est toujours
calme. Les affections de poitrine s'y amenderaient
certainement, y guériraient même, comme notre
expérience nous l'a déjà prouvé, aussi bien que
dans les stations de montagnes de la Suisse à si
rapide, à si grande, et nous ajouterons volontiers,
à si juste renommée.

Si donc nous avons chez nous tout ce que nous

---

(1) Maladies par ralentissement de la nutrition.

allons, à grands frais, chercher à l'étranger pour rétablir notre santé ébranlée ou pour nous reposer de nos fatigues, pourquoi porterions-nous notre argent hors de nos frontières? N'y a-t-il pas là une question d'économie sociale à résoudre, aussi bien qu'un point d'amour-propre national à respecter? Nous en avons la ferme conviction dans notre conscience de médecin et de patriote, et nous croyons que dans peu de temps nous recevrons pleine et entière satisfaction.

P. S. — La saison thermale s'ouvre à Bonneval le 15 mai et ferme le 15 septembre. Mais, pour les rhumatisants, elle n'est bonne que du 15 juin au 30 août.

Aux Chapieux et aux Mottets, la saison est ouverte du 15 juin au 15 septembre. Les personnes qui ont besoin de faire une simple cure d'air, peuvent venir à Aime ou à Bourg-Saint-Maurice dès le 15 avril, en attendant que l'on construise l'hôtel du Châtelard, qui sera aménagé pour recevoir des malades toute l'année.

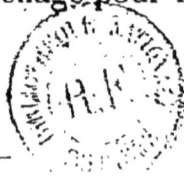

www.ingramcontent.com/pod-product-compliance
Lightning Source LLC
Chambersburg PA
CBHW070815210326
41520CB00011B/1969